BEI GRIN MACHT SICH IHR WISSEN BEZAHLT

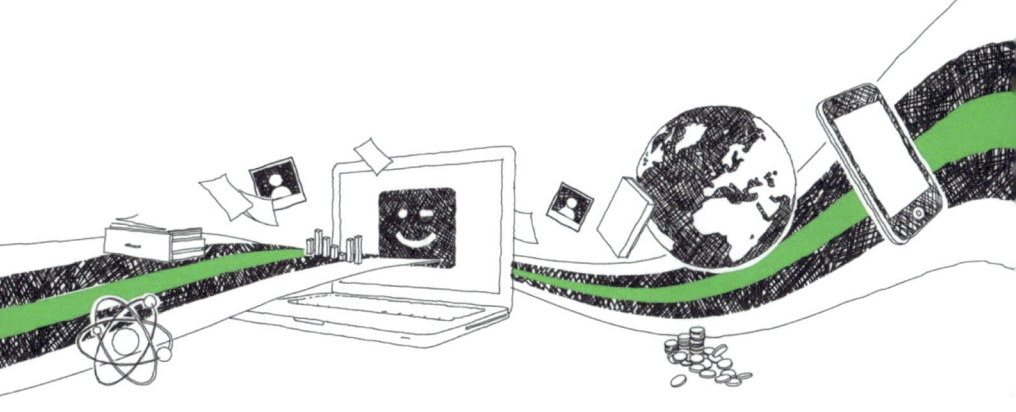

- Wir veröffentlichen Ihre Hausarbeit,
  Bachelor- und Masterarbeit

- Ihr eigenes eBook und Buch -
  weltweit in allen wichtigen Shops

- Verdienen Sie an jedem Verkauf

Jetzt bei www.GRIN.com hochladen und kostenlos publizieren

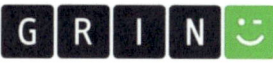

Priska Wikus

Die pädagogische Physiotherapeutin

Gemeinsamkeiten und Differenzen zweier Berufe

GRIN Verlag

Bibliografische Information der Deutschen Nationalbibliothek:

Die Deutsche Bibliothek verzeichnet diese Publikation in der Deutschen National-
bibliografie; detaillierte bibliografische Daten sind im Internet über http://dnb.d-
nb.de/ abrufbar.

Dieses Werk sowie alle darin enthaltenen einzelnen Beiträge und Abbildungen
sind urheberrechtlich geschützt. Jede Verwertung, die nicht ausdrücklich vom
Urheberrechtsschutz zugelassen ist, bedarf der vorherigen Zustimmung des Verla-
ges. Das gilt insbesondere für Vervielfältigungen, Bearbeitungen, Übersetzungen,
Mikroverfilmungen, Auswertungen durch Datenbanken und für die Einspeicherung
und Verarbeitung in elektronische Systeme. Alle Rechte, auch die des auszugsweisen
Nachdrucks, der fotomechanischen Wiedergabe (einschließlich Mikrokopie) sowie
der Auswertung durch Datenbanken oder ähnliche Einrichtungen, vorbehalten.

Impressum:

Copyright © 2005 GRIN Verlag GmbH
Druck und Bindung: Books on Demand GmbH, Norderstedt Germany
ISBN: 978-3-656-20163-2

Dieses Buch bei GRIN:

http://www.grin.com/de/e-book/83020/die-paedagogische-physiotherapeutin

2005

DIE PÄDAGOGISCHE PHYSIOTHERAPEUTIN

Gemeinsamkeiten und Differenzen zweier Berufe

Proseminararbeit zur Lehrveranstaltung „Einführung in die Grundfragen und Techniken erziehungswissenschaftlichen Arbeitens"

Priska Wikus

2005

Inhaltsverzeichnis

Vorwort 03

1. Einleitung 03
    1.1. Arbeitsstellenbeschreibung 03
    1.2. Definition Physiotherapie 04
    1.3. Besonderheiten der Pädiatrie 05

2. Der Begriff „Pädagogisches Handeln".......................05
    2.1. Definition 05
    2.2. Ziele pädagogischen Handelns............................ 07

3. Pädagogik in der Physiotherapie 08
    3.1. Pädagogik in allen Bereichen der Physiotherapie 08
        3.1.1. Bedingungen des Therapieerfolges 08
        3.1.2. Der Interaktionsprozess 09
    3.2. Pädagogik im Arbeitsfeld der Pädiatrie 09
        3.2.1. Das Kind im Krankenhaus 10
        3.2.2. Die ambulante Behandlung 10

4. Conclusio 11

Literaturverzeichnis 12

Anmerkung:

Um den Lesefluß nicht zu stören, wurde in der folgenden Arbeit bei Personen- und Berufsbezeichnungen auf geschlechtsspezifische Unterscheidungen verzichtet und die – in den hier beschriebenen Berufsgruppen – vorherrschende feminine Form gewählt, die für Personen beiderlei Geschlechter gleichermaßen gilt.

Vorwort

Diese Proseminararbeit beschäftigt sich mit dem Thema „Die pädagogische Physiotherapeutin" und geht der Frage nach, ob und in welchen Situationen des beruflichen Alltags als Physiotherapeutin man auch als Pädagogin handelt.

Um diese Frage allen verständlich zu machen, wird zu erst auf Besonderheiten meiner Arbeitsstelle eingegangen, bevor der Beruf der Physiotherapeutin mit einem Auszug aus unserem Berufsgesetz definiert wird.

Weiters soll der Begriff des pädagogischen Handels in Anlehnung an Hermann Gieseckes Buch „Pädagogik als Beruf" näher beleuchtet werden.

Danach wird die Bedeutung und Rolle der Pädagogik im Berufsbild der Physiotherapeutin erläutert, um im abschließenden Resümee Rückschlüsse ziehen zu können.

1. Einleitung

1.1. Arbeitsstellenbeschreibung

Viele Physiotherapeutinnen sehen keinen zwingenden Zusammenhang zwischen den zwei Berufsbildern Physiotherapeutin und Pädagogin. Aus diesem Grund wird hier zu Beginn auf die speziellen Anforderungen meiner Arbeitsstelle eingegangen:

Im Fachbereich mobile Entwicklungsförderung, einer Einrichtung der Magistratsabteilung 10, sind Sonderkindergartenpädagoginnen, Sonderhortpädagoginnen, Psychologinnen, Sprachheilpädagoginnen und auch zehn Physiotherapeutinnen beschäftigt. Neben mobilen Beratungsgesprächen in allen öffentlichen Kindergärten der Stadt Wien zählt die physiotherapeutische Behandlung auffälliger Kinder in einigen ausgewählten Häusern zu den Hauptaufgaben.

Dabei wird direkt vor Ort in einem Kindergarten gearbeitet und man ist so eng mit den pädagogischen Konzepten des Hauses verbunden. Pädagogisches Handeln zieht sich deshalb stetig durch das tägliche Arbeiten.

1.2. Definition des Berufsbildes der Physiotherapeutin

Das österreichische Bundesgesetz fasst mehrere Berufe zu den so genannten höheren medizinisch-technischen Diensten zusammen. Dazu gehören der physiotherapeutische Dienst, der medizinisch-technische Laboratoriumsdienst, der radiologisch-technische Dienst, der Diät- und ernährungsmedizinische Dienst, der ergotherapeutische Dienst, der logopädisch-phoniatrisch-audiologische Dienst und der orthoptische Dienst. Im Gesetz der höheren medizinisch-technischen Dienste (mtD-Gesetz) sind Regeln zu Berufsausübung, zur Ausbildung und zu Berufspflichten festgehalten.

Laut Paragraph 2 des mtD-Gesetzes definiert sich das Berufsbild der Physiotherapeutin wie folgt: „Der physiotherapeutische Dienst umfasst die eigenverantwortliche Anwendung aller physiotherapeutischen Maßnahmen nach ärztlicher Anordnung im intra- und extramuralen Bereich, unter besonderer Berücksichtigung funktioneller Zusammenhänge auf den Gebieten der Gesundheitserziehung, Prophylaxe, Therapie und Rehabilitation. Hierzu gehören insbesondere mechanotherapeutische Maßnahmen, wie alle Arten von Bewegungstherapie, Perzeption, manuelle Therapie der Gelenke, Atemtherapie, (...) sowie berufsspezifische Befundungsverfahren und die Mitwirkung bei elektrodiagnostischen Untersuchungen. Weiters umfasst er ohne ärztliche Anordnung die Beratung und Erziehung Gesunder in den genannten Gebieten." (vgl. mtD-Gesetz §2.1 2005).

Zu den Berufspflichten, die in Paragraph 11 festgehalten sind, zählen neben der gewissenhaften Ausübung und der Unterlassung eigen-mächtiger Heilbehandlungen auch die regelmäßige Fortbildungspflicht (vlg. mtD-Gesetz § 11 2005).

Paragraph 18 befasst sich mit der Ausbildung für den physio-therapeutischen Dienst und hält dabei auch Pädagogik als Unterrichtsfach fest (vgl. mtD-Gesetz § 18 2005). Gesprächsführung wird allerdings ebenfalls unter diesem Punkt angeführt und wird in der Ausbildung meist als Schwerpunkt gesetzt.

1.3. Besonderheiten der Pädiatrie

Für das spezielle Arbeitsfeld der Pädiatrie ist vor allem die Vielseitigkeit und Abwechslung dieses Fachbereichs entscheidend. Besonderes Augenmerk wird dabei auf die ganzheitliche Sichtweise gelegt. Einer der gravierendsten Unterschiede der Physiotherapie in der Pädiatrie zur Physiotherapie in anderen Bereichen ist der Einfluß der Erkrankung auf den Entwicklungszustand des Kindes – physisch, psychisch und sozial. Das Fördern der normalen Entwicklung in allen Bereichen ist somit ein ständiges Ziel der Therapie – unabhängig von der eigentlichen Erkrankung.

Dabei muß man sich bewußt sein, dass jede therapeutische Intervention immer auch eine Störung im Leben des Kindes bedeutet und die Familie und das gesamte Umfeld betrifft. Eine adäquate Anleitung und Begleitung der Eltern, Geschwister und auch Verwandten kann oft Probleme lösen oder gar vorwegnehmen (vgl. Hartmannsgruber 1999).

Einige wichtige Konzepte, die in der Physiotherapie in der Pädiatrie zur Anwendung kommen, sind Bobath, Vojta, Petö, Castillo-Morales, Hengstenberg (alle nach ihren Gründern benannt) oder basale Stimulation und Motopädagogik (vgl. F. Prust und P. Stolz-Kral 1999).

2. Der Begriff „pädagogisches Handeln"

2.1. Definition

Zu Beginn muss festgehalten werden, dass es für Pädagogen meist keine eindeutigen, klaren „Arbeitsanweisungen" oder Verhaltensregeln gibt. Die Hauptaufgabe der Pädagogen wird grob als „pädagogisches Handeln" umrissen.

H. Giesecke versteht unter Pädagogik ganz allgemein, Menschen „Erziehung und Bildung zu ermöglichen" und sie „in ihrer Entwicklung positiv zu fördern". Dabei hält er fest, dass das nicht durch eine bestimmte Situation verursacht werden - sondern dauernd und stetig passieren soll (vgl. Giesecke 1996).

Pädagogisches Handeln fällt somit in den Bereich des sozialen Handelns, ist an Personen gebunden und wirkt sich auch an Personen aus. Giesecke betont dabei die umfassende Breite des pädagogischen Handlungsraums: „Das pädagogische Handeln erstreckt sich also inzwischen weit über die Kindheit hinaus und hat nicht nur alle menschlichen Altersphasen, sondern auch solche Gruppen von Menschen erfasst, die wie die Behinderten früher als nicht weiter bildbar gegolten haben." (vgl. Giesecke 1996).

Horst Domke bringt „pädagogisches Handeln" mit einigen anderen Begriffen in Zusammenhang und verdeutlicht so vage Vorstellungen. „Erziehungspraktiken mit vorwiegend informativem Charakter sind z.b. das Erzählen, Vorlesen, Berichten, Erklären, Ergänzen, Zusammenfassen, Wiederholen." Erziehungspraktiken „von anregender oder motivierender Bedeutung" sind das „Vormachen, Vorzeigen, Stellen von Problem- und Entscheidungsfragen, Ermuntern, Anregen, Beraten, Empfehlen, Bitten, Mahnen. (...) Vorschreibende und nötigende Praktiken, auf die nicht immer verzichtet werden kann: Auftragen (z.b. von Hausaufgaben), Anordnen, Kontrollieren, Beaufsichtigen, Befehlen, Drohen, Zwingen." Weiters nennt Domke Handlungen mit bewertendem Charakter: „Benoten, Zustimmen, Anerkennen, Billigen, Loben, Belohnen bzw. Ablehnen, Missbilligen, Tadeln, Bestrafen." (vgl. Domke 1976).

Diese unzähligen Begriffe, die mit pädagogischem Handeln assoziiert werden können, machen ebenfalls die Tragweite des pädagogischen Handlungsraums offensichtlich.

Wichtig erscheint hier allerdings die Unterscheidung zwischen pädagogischem Handeln in öffentlichen Einrichtungen und in der Familie. Giesecke dazu: „Man kann vielleicht immer noch davon ausgehen, dass zumindest aufgeklärte Eltern ihren Kindern im ganzen ein optimales Aufwachsen, zunehmende Selbständigkeit und Autonomie ermöglichen wollen." Pädagogisch wäre dann alles, was – nach Meinung der Eltern – „gut ist für das Kind" (vgl. Giesecke 1996).

Die Familie ist eine Lebensgemeinschaft, in er sich alle Beteiligten in Menschlichkeit begegnen (sollten). Es gelten andere Regeln als in professionellen, pädagogischen Beziehungen, da in öffentlichen Einrichtungen immer nur Teilansprüche gestellt werden können.

2.2. Ziele pädagogischen Handelns

Ziele im Sinne von „richtig" und falsch" kann es in der Pädagogik nicht geben. Das heißt, „es gibt in einer bestimmten Situation immer einen Spielraum vernünftigen, d.h. zielorientierten pädagogischen Handelns", der sich aus dem „Gegen-Handeln" der anderen ergibt und auch zu einem Ziel führen kann (vgl. Giesecke 1996).

Giesecke ist der Meinung, „pädagogisches Handeln hat zum Ziel, Menschen Lernen zu ermöglichen", wobei er Lernen wie folgt definiert: „Gelernt habe ich etwas, wenn ich nun etwas weiß oder kann, was ich vorher nicht gewusst oder gekonnt habe" (vgl. Giesecke 1996).
Dabei wird in der Pädagogik meist zwischen formalen und inhaltlichen Zielangaben unterschieden.
Formale Zielangaben sind nach Heinrich Roth „geistige und motorische Fähigkeiten durch Automatisieren, Problemlösen, Behalten von Wissen, Beherrschen von Verfahrensweisen, Fähigkeiten der Übertragung des Gelernten auf andere Gebiete, Werthaltungen und Einstellungen, Gewinnung vertiefter und differenzierter Interessen und Veränderung des Verhaltens" (vgl. Roth 1976).
Unter inhaltlichen Zielangaben versteht Domke vor allem „Fertigkeiten, Kenntnisse, Tugenden, Einstellungen und Verhaltensweisen", wie z.B. Sprachen erlernen, Schwimmen können, Beherrschen von Rechenarten, Kompromissfähigkeit und Mut (vgl. Domke 1976).
Neben den oben genannten gibt es natürlich auch abstraktere Zielvorstellungen, bei denen das Ziel nicht genau definiert werden kann – Emotionen, Glaubensbildung, Menschenkenntnis.

3. Pädagogik in der Physiotherapie

3.1. Pädagogik in allen Bereichen der Physiotherapie

Ausgehend von Gieseckes Definition pädagogischen Handelns enthält auch der Beruf der Physiotherapeutin vielfältige Aspekte dieses Handelns im Sinne einer geplanten, zielgerichteten und effektiven Therapie des Patienten. Dabei wird hier vorerst kein Unterschied zwischen stationärer oder ambulanter Therapie gemacht.

Die Notwendigkeit pädagogischer Überlegungen im physiotherapeutischen Handlungsfeld beruht nach S. Schewior-Popp auf

- der Patientenpersönlichkeit (Kind, alter Mensch, …)
- den institutionellen Rahmenbedingungen
  (Akutkrankenhaus, Pflegestation, häusliche Behandlung, …)
- den spezifischen Behandlungs- und Beratungsinhalten
- der spezifischen Behandlungskonstellation (Einzel- oder
  Gruppenbehandlung, …)
- der spezifischen Interaktionsstruktur (mögliche
  Kommunikationserschwernisse bei Schlaganfallpatienten,
  Babys, fremdsprachigen Patienten, …) (vgl. Schewior-Popp
  1996).

3.1.1. Bedingungen des Therapieerfolges

Da jede Therapie immer einen bzw. auch mehrere Lernprozesse – auf verschiedenen Ebenen – darstellt, ist es für die Therapeutin wichtig, oben genannte Punkte zu beachten und im Sinne eines bestmöglichen Therapieerfolges an den jeweiligen Patienten anzupassen.

Die Optimierung des Behandlungsumfelds steht nach S. Schewior-Popp dabei an oberster Stelle. „Zunächst einmal ein möglichst hoher Grad an Aufmerksamkeit beim Patienten (…) und ein möglichst ruhiger und störungsfreier Raum" gehören zu den grundlegenden Maßnahmen, um eine erfolgreiche Therapie zu gewährleisten. Weiters sollte die Behandlung pünktlich beginnen und die Intimsphäre des Patienten gewahrt bleiben, um möglichst gut zusammenarbeiten zu können.

Der Fortschritt der Behandlung ist dabei immer auch abhängig von den Wünschen, Ängsten, Einstellungen und Gefühlen des Patienten.

3.1.2. Der Interaktionsprozess

Therapeutin und Patient stehen während der Therapie in engem Interaktionsprozess, einem interaktiven Lern-Lehr-Prozess. S. Schewior-Popp betont dabei die Wichtigkeit des aus der Kommunikationstheorie bekannten Bildes von Sender und Empfänger. Im physiotherapeutischen Kommunikationsprozess wechseln diese beiden Rollen allerdings ständig zwischen Patient und Therapeutin.

Entscheidend ist dabei auch, dass nicht nur auf der verbalen Ebene gesendet wird. Nonverbale Zeichen müssen ebenso empfangen und verstanden werden. Gerade im Berufsfeld der Physiotherapeutin, in dem Körperkontakt und taktile Reize das Um und Auf der Therapie darstellen, müssen diese Botschaften wahrgenommen und bedacht werden (vgl. S. Schewior-Popp 1996).

Um Beurteilungs- und Wahrnehmungsfehler zu vermeiden, darf das Problem der selektiven Wahrnehmung nicht vergessen werden. S. Charlier definiert diesen Begriff so: „Unter selektiver Wahrnehmung wird das Filtern und Auswählen von Teilaspekten einer Nachricht durch den Empfänger verstanden. Er wählt aus, was er hören will." (vgl. S. Charlier 2001). Diese selektive Wahrnehmung geschieht allerdings nicht bewusst oder absichtlich!

3.2. Pädagogik im Arbeitsfeld der Pädiatrie

Wie schon oben erwähnt, stellt die Betreuung eines Kindes eine besondere Herausforderung für die Physiotherapeutin dar. In die Therapie müssen familiäre Situation und soziales Umfeld des Kindes miteinbezogen werden, die gesunde Entwicklung steht – neben der Grunderkrankung – immer mit im Vordergrund.

Da eine physiotherapeutische Intervention immer eine Störung im Leben des Kindes bedeutet, muß hier die Unterscheidung zwischen stationärer und ambulanter Therapie gemacht werden.

3.2.1. Das Kind im Krankenhaus

Für ein Kind bedeutet ein Aufenthalt im Krankenhaus immer ein Herausreißen aus der gewohnten Umgebung. Meist zeitweise von den Eltern getrennt müssen sich die kleinen Patienten auf eine neue Situation einstellen, die oft mit großen Ängsten und Unsicherheit verbunden ist. Die Vorbereitung auf den Krankenhausaufenthalt, auf die verschiedensten Therapien und andere medizinischen Maßnahmen sollten im Vorfeld für alle betroffenen Berufsgruppen an erster Stelle stehen. Spielerische Eingewöhnung können so zu Beginn Ängste nehmen und den Aufenthalt erleichtern (vgl. M Schaub 2001).

3.2.2. Die ambulante Behandlung

Da ein Aufenthalt in einem Krankenhaus ein schwerer Eingriff in das Leben des Kindes ist, wird meist versucht, die physiotherapeutische Behandlung in einem speziellen Ambulatorium oder im Kindergarten und in der Schule durchzuführen.

Zu den Haupttätigkeiten zählen in diesen Einrichtungen die Einzel- oder Gruppentherapie, die Hilfsmittelversorgung mit entsprechendem Training und die Anleitung der Eltern und Pädagogen hinsichtlich Handling und Lagerung des behinderten Kindes. Oft übernimmt die Therapeutin auch kindergarten- oder schulablaufsbezogene Tätigkeiten. Auch deshalb ist die Physiotherapeutin immer auch pädagogische Mitarbeiterin. Als professionelle Mitarbeiterin übernimmt sie oft auch die Rolle der „Lebens- und Lernbegleiterin".

Besonders wichtig sind laut S. Schewior-Popp ausgewiesene Fachkenntnisse auf den Gebieten der Psychomotorik, (Sonder-)Pädagogik und Psychologie. Über gezielte Fortbildung kann hier das Grundwissen der Physiotherapeutin erweitert werden (vgl. S. Schewior-Popp 1996).

4. Conclusio

Zu Beginn wurde die Frage gestellt, ob und wann man als Physiotherapeutin auch als Pädagogin handelt. Hier kommt man nun zu dem Schluß, dass die Physiotherapeutin in ihrem beruflichen Alltag immer auch pädagogische Aufgaben übernehmen muss. Das Arbeitsfeld, Pädiatrie, Geriatrie oder auch die Arbeit mit Erwachsenen, steht dabei eher im Hintergrund – Pädagogik zieht sich durch alle Felder der Physiotherapie.

Aus diesem Grund wäre speziell in der Ausbildung eine bessere Schulung in diesem Bereich wünschenswert.

Für den hier ausgewählten, besonderen Bereich der Pädiatrie lässt sich im Speziellen noch sagen, dass Pädagogik einen noch höheren Stellenwert als in allen anderen Bereichen der Physiotherapie hat. Gerade an der hier beschriebenen Arbeitsstelle sind diese zwei Berufsfelder untrennbar miteinander verbunden. Deshalb sollen die interdisziplinäre Zusammenarbeit und verstärkte Kooperation mit (sonder-)pädagogischen Kräften hier auch ganz groß geschrieben werden. Gegenseitige Unterstützung kann beiden Berufsgruppen in ihrer Arbeit mit den Kindern helfen und das gemeinsame Ziel – die optimale Entwicklung des Kindes in allen Bereichen – kann so erreicht werden.

Literaturverzeichnis

- CHARLIER, Siegfried: Grundlagen der Psychologie, Soziologie und Pädagogik für Pflegeberufe. Thieme Verlag, Stuttgart 2001

- DOMKE, Horst: Erziehungsmethoden. In WEBER, E. (Hrsg.): Pädagogik: Eine Einführung. S 18 – 25. Verlag Ludwig Auer, Donauwörth 1996

- GIESECKE, Hermann: Pädagogik als Beruf: Grundformen pädagogischen Handelns. Juventa Verlag, München 1996

- HARTMANNSGRUBER, Rosemarie: Prinzipien und Ziele der Physiotherapie in der Pädiatrie. In HARTMANNSGRUBER, R. und WENZEL, D. (Hrsg.): Physiotherapie. Band 12: Pädiatrie. S 73 – 75. Thieme Verlag, Stuttgart 1999

- PUST, Frederike und STOLZ-KRAL Petra: Physiotherapie in der Frühförderung. In WILKEN, E. (Hrsg.): Frühförderung von Kindern mit Behinderung. S 130 – 149. Verlag Kohlhammer, Stuttgart 1999

- ROTH, Heinrich in WEBER, E. (Hrsg.): Pädagogik: Eine Einführung. S 25. Verlag Ludwig Auer, Donauwörth 1996

- SCHAUB, Monika: Psychologie, Soziologie und Pädagogik für die Pflegeberufe. Springer Verlag, Berlin 2001

- SCHEWIOR-POPP, S.: Pädagogik. In HÜTER-BECKER, A. und SCHEWE, H. und HEIPERTZ, W. (Hrsg.): Physiotherapie. Band 3: Psychologie, Pädagogik, Soziologie, Berufslehre, Wissenschaftliches Arbeiten, Geschichte. S 35 – 71. Thieme Verlag, Stuttgart 1996

- Gesetz der höheren medizinisch-technischen Dienste. Aus: Österreichisches Bundesrecht 2005